Marcus D. Adams

Problèmes de Puissance : Faites Revenir l'Homme En Vous

La Dysfonction Erectile et l'Impuissance : Causes Et Traitements

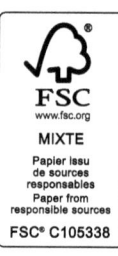

© 2017, Marcus D. Adams

Edition : BoD - Books on Demand

12/14 rond-point des Champs Elysées

75008 Paris

Imprimé par BoD – Books on Demand, Norderstedt

ISBN : 978-2-3221-5733-4

Dépôt légal : 05/2017

Introduction

En achetant ce livre, vous accepter entièrement cette clause de non-responsabilité.

Aucun conseil

Le livre contient des informations. Les informations ne sont pas des conseils et ne devraient pas être traités comme tels.

Si vous pensez que vous souffrez de n'importe quel problème médicaux vous devriez demander un avis médical. Vous ne devriez jamais tarder à demander un avis médical, ne pas tenir compte d'avis médicaux, ou arrêter un traitement médical à cause des informations de ce livre.

Pas de représentations ou de garanties

Dans la mesure maximale permise par la loi applicable et sous réserve de l'article ci-dessous, nous avons enlevé toutes représentations, entreprises et garanties en relation avec ce livre.

Sans préjudice de la généralité du paragraphe précédent, nous ne nous engageons pas et nous ne garantissons pas :

- Que l'information du livre est correcte, précise, complète ou non-trompeuse ;
- Que l'utilisation des conseils du livre mènera à un résultat quelconque.

Limitations et exclusions de responsabilité

Les limitations et exclusions de responsabilité exposés dans cette section et autre part dans cette clause de non-responsabilité : sont soumis à l'article 6 ci-dessous ; et de gouverner tous les passifs découlant de cette clause ou en relation avec le livre, notamment des responsabilités découlant du contrat, en responsabilités civiles (y compris la négligence) et en cas de violation d'une obligation légale.

Nous ne serons pas responsables envers vous de toute perte découlant d'un événement ou d'événements hors de notre contrôle raisonnable.

Nous ne serons pas responsable envers vous de toutes pertes d'argent, y compris, sans limitation de perte ou de dommages de profits, de revenus, d'utilisation, de production, d'économies prévues, d'affaires, de contrats, d'opportunités commerciales ou de bonne volonté.

Nous ne serons responsables d'aucune perte ou de corruption de données, de base de données ou de logiciel.

Nous ne serons responsables d'aucune perte spéciale, indirecte ou conséquente ou de dommages.

Exceptions

Rien dans cette clause de non-responsabilité doit : limiter ou exclure notre responsabilité pour la mort ou des blessures résultant de la négligence ; limiter ou exclure notre responsabilité pour fraude ou représentations frauduleuses ; limiter l'un de nos passifs d'une façon qui ne soit pas autorisée par la loi applicable ; ou d'exclure l'un de nos passifs, qui ne peuvent être exclus en vertu du droit applicable.

Dissociabilité

Si une section de cette cause de non-responsabilité est déclarée comme étant illégal ou inacceptable par un tribunal ou autre autorité compétente, les autres sections de cette clause demeureront en vigueur.

Si tout contenu illégal et / ou inapplicable serait licite ou exécutoire si une partie d'entre elles seraient supprimées, cette partie sera réputée à être supprimée et le reste de la section restera en vigueur.

Introduction	11
L'identification du problème	16
L'anatomie d'une érection	17
Le drainage du sang dans le pénis	22
Drainage lymphatique dans le pénis	23
Les nerfs du pénis	24
Le mécanisme de l'érection	27
L'éjaculation et l'orgasme	30
La dysfonction érectile priapisme et postpriapisme	30
L'impuissance psychologique	33
Les principales causes de la dysfonction érectile	34
Méthodes de traitement	50
Le processus d'érection	55
Comment la dysfonction érectile est diagnostiquée	57
Dysfonction érectile à travers l'histoire	64
C'est quoi le Viagra ?	68
L'histoire du Viagra	70
La concurrence du marché	72
D'autres moyens d'obtenir le Viagra	73

Quel est le degré d'efficacité du Viagra 75

Tadalafil (Cialis) 76

Système d'administration de médicaments par voie transdermique 77

Injection intracoporelle directe 79

Correction de fuite veineuse 80

La revascularisation artérielle 81

La prothèse pénienne 82

Corriger chirurgicalement la difformité érectile 83

L'élargissement de pénis 84

Vardenafil HCl (Levitra) 84

L'approche naturelle pour la dysfonction érectile 85

L'Arginine 87

Comment fonctionne l'Arginine 88

Dosage de l'Arginine 90

La yohimbine 92

Comment fonctionne la yohimbine 92

La Maca 94

Des études sur la Maca 95

L'utilisation de maca et effets 97

L'obtention de la maca 98

Ginseng 99

Types de ginseng 100

Effets de ginseng 101

Le gingko 103

Les utilisations et les effets de Gingko 103

La DHEA 106

La posologie de DHEA 107

La sécurité de la DHEA 108

L'Acupuncture 110

Conseils psychosexuel 112

L'escroquerie du remède miracle 113

Épidémiologie: La dysfonction érectile 115

L'influence mentale sur la virilité 118

Introduction

Pour la plupart d'entre nous, la virilité n'est pas une simple fonction physique, telle que la distinction d'arômes ou de digérer la nourriture. Pour la plupart des mâles, leur virilité représente l'essence de leur "virilité". Lorsque leur virilité disparaît ou devient limitée, les hommes ont tendance à se sentir comme leur masculinité est rare.

Les femmes ont un processus naturel qui leur fait perdre la capacité d'avoir des enfants. Cela se produit avec les hommes aussi, mais les hommes traitent ce processus beaucoup différemment, et ils le prennent comme la fin. La plupart des hommes âgés de plus de soixante ne souhaitent avoir un enfant à ce moment, mais ils veulent encore la capacité de le faire, un énorme point dans la virilité alors comme la société le voit.

Des millions d'hommes dans le monde sont touchés par la dysfonction érectile, et la perte de la capacité à obtenir et maintenir une érection peut entraîner des problèmes psychologiques. La dysfonction érectile cause le stress psychologique et a généralement des conséquences graves sur les relations. Les hommes vont sentir leur libido s'atténuer lentement, et leur estime de soi s'atténue à des niveaux critiques. Ils ont peur de l'humiliation et le rejet de la part de leurs partenaires sexuels.

La dysfonction érectile est considérée comme une partie inévitable de la vie des hommes avec l'âge, et il doit être accepté. Ce n'est pas toujours le cas, comme la DE (dysfonction érectile) peut souvent être guérie. Le diagnostic correct de la dysfonction érectile peut vous faire comprendre la vraie racine du problème, et vous permettre de traiter adéquatement et prendre soin du problème.

Les temps modernes offrent une vaste gamme d'options de traitement pour les hommes qui souffrent du dysfonctionnement érectile. Cependant, beaucoup de ces options ne sont pas bien appréciées par les médecins et les patients ; ignorant le problème à cause de la crainte de l'embarras.

Diagnostiquer la maladie va vous faire comprendre d'où vient le problème, et si c'est simplement qu'un problème psychologique ou un problème physique. Les ramifications psychologiques, relations interpersonnelles et sociales doivent être soigneusement examinées, ainsi qu'un examen physique détaillé afin de compléter l'image du patient et son dysfonctionnement érectile.

Les fabricants ont pris avantage de cette situation et de produits à partir de comprimés à faibles " remèdes miracles" de la nature, et la plupart sont très chers.

Le traitement médical montre une poignée d'effets secondaires, mais les soi-disant remèdes miracles n'ont pas d'effet du tout. Ces traitements sont très coûteux, et un prix élevé n'est pas toujours synonyme de haute efficacité.

Les meilleurs médicaments naturels pour l'amélioration de la puissance ne sont en fait pas si chers, et ont peu ou pas d'effets secondaires, et le meilleur de tous, ils sont tous naturels. Ces médicaments ont été reconnus depuis des siècles, et ce livre est dédié à révéler ces remèdes "secrets" de la nature. Si vous voulez éviter ce problème, ou traiter une existante, ce livre est plein d'informations utiles pour vous.

L'information contenue dans ce livre a été fondée sur une recherche solide, et devrait être prise uniquement comme des conseils. Il est recommandé que vous preniez des conseils d'experts professionnels dans le domaine de traitements disponibles, et avant l'ingestion de n'importe quel type de médicament, qu'ils soient naturels ou chimiques.

L'identification du problème

La dysfonction érectile est l'incapacité à obtenir et maintenir une érection assez forte pour une relation sexuelle. L'érection est un effet hydraulique, où le sang coule et est retenu dans le corps spongieux dans le pénis. Ce processus est habituellement initié à la suite de l'excitation sexuelle, et les signaux bougent du cerveau aux nerfs du pénis. Les causes organiques déterminantes de la DE sont le diabète, les maladies cardiovasculaires, les insuffisances hormonales, problèmes neurologiques et parfois des effets secondaires des médicaments.

L'anatomie d'une érection

Les principales structures qui nous aident à atteindre une érection sont les corps caverneux, souvent appelée organes érectiles. Ils ont une forme cylindrique et forment l'essentiel du pénis, qui est ensuite rempli de sang artériel sous pression, réalisant une érection. L'albuginée, la gaine fibreuse des corps caverneux, est composé de plusieurs espaces lacunaires, reliées entre elles qui sont bordées par l'endothélium vasculaire.

L'urètre est entouré par le corps spongleux, et il traverse le pénis à l'aide de cette structure, en prenant place dans le sillon ventral du corps caverneux dans la région tombante. L'urètre se dilate et forme le corps spongieux, avec une légère courbure supérieure grâce à la membrane urogénitale, près d'atteindre le sommet de la glande de prostate. Le corps spongieux se dilate alors pour pour former le glas du pénis. Plusieurs espaces sinusoïdaux, avec moins de muscle lisse composent le corps spongieux. Les environs du corps spongieux sont faits avec l'aide de l'albuginée, et donnent la possibilité au corps spongieux d'obtenir une érection.

Le corps spongieux situé dans le bulbe est entouré par des muscles bulbospongieux, qui facilitent l'éjaculation en se contractant, et en vidant l'urètre bulbaire après. Cela permet d'éviter des filets post-mictionnels.

La peau qui recouvre le pénis est exceptionnellement flexible et extensible, pouvant répondre à l'augmentation de la circonférence et longueur qui se passe lors d'une érection. La peau pénienne s'étend de l'avant et forme le prépuce, et est ensuite pliée en arrière, s'attachant à la couronne du gland du pénis.

Les ligaments suspenseurs sont utilisés pour soutenir et stabiliser la partie pendante du pénis, divisant la structure et en faisant le pénis avoir l'air plus long quand flasque. Cependant, la taille et les proportions de l'organe ne changent pas mémé en état d'érection.

Chaque corps caverneux reçoit les réserves de sang de l'artère iliaque interne, une branche de l'artère iliaque commune sujette à l'athérome. L'artère honteuse interne passe sous le ligament sacro-épineux et au-dessus du ligament sacro-tubéral, donnant à l'artère périnéale dans le canal d'Alcock. Il devient alors l'artère pénienne commune, et il perce le plancher pelvien adjacent à la branche montante de l'ischion, donnant les branches bulbaires, urétrales et caverneuses et enfin atteint le corps caverneux, formant un seul élément d'artères dorsales couplées.

L'érection pénienne est une réponse hémodynamique d'un mélange de signaux humoraux, et neurogènes. L'activité vasoconstrictrice réduite coïncide avec la signalisation vasodilatatrice, conduisant à une augmentation du flux à travers les artères caverneuses qui se dilatent. Le muscle lisse des artères hébraïques et les espaces lacunaires réagissent, ce qui permet au sang de remplir l'espace intracorporelle en même temps. Le remplissage caverneux comprime alors les veinules subtuniques contre l'albuginée, résultant en une forte augmentation de la résistance de l'écoulement veineux. La pression intracaverneuse augmente aussitôt pour être approximative de la tension artérielle systolique, menant à une érection normale, complètement fonctionnelle.

L'érection est commencée par l'activité neuronale dans les nerfs parasympathiques. L'acétylcholine agit comme un neurotransmetteur préganglionnaire, mais les terminaisons nerveuses qui servent de vasidilation sont non-adrénergiques et non-cholinergiques. L'acétylcholine peut moduler la tonalité vasoconstrictrice noradrénergique en agissant sur le niveau des récepteurs muscariniques préjonctionnels sur les terminaisons nerveuses sympathiques.

Le drainage du sang dans le pénis

Il y a trois systèmes veineux qui aident le pénis à décharger du sang : superficiel, intermédiaire et profond. Le système veineux profond est composé des veines crurales et caverneuses, et le sang passe par les veines émissaires et est ensuite déversé dans la veine honteuse interne. Le système intermédiaire est situé sous la fascia de Buck, composé de la veine dorsale profonde et de multiples veines circonflexes. Ce système dégage du sang du corps spongieux, le gland et du tiers distal constitue les deux tiers distaux du corpus. Ce système entre dans le bassin sous le ligament suspenseur, suspendu sous le corpus de la symphyse pubienne, drainant le sang dans les veines dorsales complexes de la jonction uréthroprostatique.

Drainage lymphatique dans le pénis

Les lymphatiques dans le pénis sont utilisés pour vidanger la lymphe vers les ganglions lymphatiques superficiels et inguinaux profonds du triangle de Scarpa. Ces ganglions peuvent s'impliquer dans les patients atteints de carcinome du pénis, et ils drainent à l'iliaque externe et interne des chaînes lymphatiques. Le cancer de la prostate métastatique détruit ces voies lymphatiques, et en résulte en œdème scrotural et pénien.

Les nerfs du pénis

L'érection du pénis est obtenue en associant trois ensembles de nerfs périphériques, les nerfs parasympathiques de la dixième à la deuxième décharge thoracolombaire lombaire, fibres somatiques via les nerfs honteux et parasympathiques de la deuxième à quatrième segments.

Les nerfs parasympathiques proviennent des centres d'érection sacrée, et leurs cellules se trouvent dans les noyaux intermédiolatéral de la deuxième aux quatrièmes segments de vertèbre sacrée. Ces nerfs sortent par les foramens sacrés, passant de l'avant latéral au rectum comme nerfs érecteurs pour atteindre le plexus pelvien. Les fibres préganglionnaires se relient en ganglions et fibres non-cholinergiques, non adrénergiques postganglionnaires passent par les nerfs caverneux au corps caverneux. Ces nerfs sont très sensibles et peuvent être endommagés au cours des procédures chirurgicales comme résection abdomino-périnéale du rectum et la prostatectomie radicale.

Les nerfs honteux constituent la sensorielle afférente et les fibres de motrice efférente sensorielle, qui sont utilisés pour innerver les muscles ischio-caverneux et bulbocaverneux. Ces nerfs contrôlent également la peau du pénis et du périnée. Les corps cellulaires des neurones sont situés dans le noyau d'Onuf en deuxième aux quatrièmes segments. Les nerfs entrent le périnée grâce à l'encoche sciatique, courant à travers le canal d'Alcock à la partie postérieure de la membrane du périnée. Ici, il bifurque du nerf périnéal vers le scrotum et fournissant les nerfs rectaux inférieurs de la région rectale.

Les nerfs dorsaux du pénis s'affichent en dernier sur la branche du nerf honteux, courant distalement le long de la face dorsale de l'arbre du pénis à l'artère dorsale. Il y a plusieurs fascicules qui se dispersent dans la partie distale, approvisionnant les terminaisons nerveuses et proprioceptives sensorielles au dos de l'albuginée et la peau du gland du pénis et l'arbre pénien.

Le mécanisme de l'érection

Plus de la moitié du volume caverneux est composée de muscle lisse, ce qui rend le tonus du muscle lisse intracaverneux le facteur le plus important de l'écoulement du sang au pénis. L'autre moitié du volume caverneux est composée d'espaces lacunaires ou de collagène. Les fibres de collagène sont responsables de propriétés mécaniques passives. Les contractions actives de muscle lisse caverneux dépendent de beaucoup de facteurs, comme l'expression adéquate de récepteurs, l'homéostasie du calcium, récepteurs, niveau d'agonistes, l'intégrité des mécanismes de transduction, l'interaction des protéines contractiles et la communication intracellulaire intime.

Les cellules musculaires lisses caverneuses contiennent de grandes quantités de protéines contractiles, à savoir l'actine et la myosine. La phosphorylation de la myosine est suivie par l'adénosine triphosphate, formant des fixations entre les chaînes légères des protéines, créant un mécanisme qui contrôle le tonus contractile du muscle lisse. Les dépenses d'énergie de cet état de tonus est près de zéro, mais de fortes concentrations de calcium cytoplasmique libre sont nécessaires.

L'homéostasie du calcium est un important régulateur du tonus musculaire lisse, et c'est fait par trois mécanismes principaux :

1. L'influx de calcium extracellulaire par des canaux à tension régulée
2. L'activation de récepteurs liés à la membrane, ce qui permet d'entrer du calcium extracellulaire aux canaux dépendant du récepteur.
3. L'activation de voies de signalisation intracellulaire, permettant la libération de calcium par le réticulum sarcoplasmique

En abaissant le taux de calcium intracellulaire, la relaxation de muscle lisse caverneux est atteinte. Des différents mécanismes aident à accomplir ceci, mais en général, toutes les méthodes dépendent de l'accumulation de l'adénosine monophosphate ou guanosine monophosphate cyclique, ou l'activation de canaux de potassium, hyperpolarisant par conséquent la membrane cellulaire.

L'oxyde nitrique, produit par L-arginine a deux effets dans le corpus :

1. Activation de l'ATPase, un canal potassique qui entraîne une hyperpolarisation de la membrane cellulaire du muscle lisse
2. Activation de la guanylate cyclase qui catalyse la conversion de la guanosine triphosphate a GMPc

L'éjaculation et l'orgasme

L'orgasme et l'éjaculation surviennent à la suite d'une soudaine augmentation de l'activité efférente sympathique, où la prostate, vésicules séminales et le canal déférent se contractent. Cela conduit à un rejet de contenu dans l'urètre prostatique. Le col de vessie se contracte ensuite pour éviter l'éjaculation rétrograde, puis le sphincter urétral externe se détend, éjaculant le sperme de façon pulsatile. Cela se produit en raison de la pulsation rythmique des contractions des muscles de bulbocaverneux.

La dysfonction érectile priapisme et postpriapisme

Le priapisme est une condition où une érection involontaire dure plus de 4 à 6 heures. Cette condition peut être spontanée ou secondaire de la pharmacothérapie intracavernique. Le priapisme spontané peut être associé ou idiopathique avec des maladies telles que l'anémie falciforme, la leucémie ou des diverses malignances.

Les érections deviennent douloureuses après 4 à 6 heures, et la présentation tardive est commune en raison de l'embarras. Le premier traitement consiste en l'aspiration corporelle et l'injection de substances vasoconstrictrices adrénergiques. Ces puissants agents vasoactifs entrent fréquemment dans le flux sanguin après injection intracorporelle, il faut garder un œil sur la pression artérielle.

La pharmacothérapie est généralement efficace sur le priapisme qui a duré pendant 6-12h, mais son efficacité diminue gravement au fur à mesure que le temps passe. Le priapisme à débit élevé est suivi par un débit inférieur et la désoxygénation progressive du corpus. Dans ces cas, l'aspiration du corpus révélera du sang déshydrogéné noir. L'ischémie progressive des muscles lisses intracorporels rendra les artères helicines et les murs de l'espace trabéculaire moins capable de créer suffisamment d'une vasoconstriction nécessaire pour rétablir et maintenir la flaccidité.

La fibrose corporelle est la conséquence du priapisme non traité, ou le priapisme qui ne réagit pas à la thérapie et les médicaments. Cela conduit à des dysfonctionnements érectiles qui sont presqu'impossibles à traiter. Même l'insertion de prothèse pénienne peut être impossible, car la fibrose peut rendre la dilatation de l'espace corporel problématique.

L'impuissance psychologique

Autres que les causes organiques, les facteurs psychologiques peuvent également causer une dysfonction érectile. Les facteurs psychologiques comme des sentiments et pensées peuvent avoir une influence sur la puissance des hommes. La plupart des cas de dysfonctionnements érectiles ont des causes organiques, mais celles qui sont causées par des facteurs psychologiques sont généralement plus faciles à traiter et guérir. Le placebo a été considéré comme une méthode très efficace de traiter l'impuissance psychologique. La DE peut avoir de lourdes conséquences sur la psychologie de l'homme, car il peut abaisser l'estime de soi et conduire à des problèmes de relations.

Les principales causes de la dysfonction érectile

Tel que susmentionné, la dysfonction érectile peut être causée par de nombreux facteurs biologiques et psychologiques. La majorité des cas sont liés à des raisons biologiques, et la liste qui suit vous aidera et vous donnera des renseignements concernant les causes les plus populaires de problèmes d'érection.

- Les médicaments

    Des médicaments tels que les antidépresseurs, anxiolytiques, médicaments antiépileptiques, diurétiques, les médicaments pour l'hypertension, les antihistaminiques, les AINS, des médicaments pour la maladie de Parkinson, antiarythmiques, les relaxant musculaires, les médicaments pour le cancer de la prostate et la chimiothérapie peut causer une dysfonction érectile. C'est une longue liste, et si vous avez la dysfonction érectile, il pourrait être dû à l'ingestion de ces types de médicaments. Cependant, il est recommandé de ne pas interrompre le traitement, car cela peut être un effet secondaire temporaire qui disparaîtra à mesure que le traitement s'arrête. Consulter le médecin vous donnera une idée claire sur la prochaine mesure à prendre, et si le problème continue à revenir, le médecin peut modifier l'ordonnance.

- Troubles neurogènes

    Il y a de nombreux facteurs de risque associés aux troubles neurogènes, et la dysfonction érectile peut être causée par eux. Des études ont montré que les hommes qui ont la sclérose ont un risque accru de troubles érectiles de 2,2 fois. Les hommes qui ont l'épilepsie sont également plus exposés à la dysfonction érectile, 1,8-3 fois plus susceptibles de la développer par rapport aux hommes non-épileptiques.

    Les traumatismes sont également une cause de la DE, et d'habitude, ce sont les traumatismes périnéaux qui peuvent causer la DE, ou du traumatisme dans les structures à proximité. Les dégâts de l'arbre fémoral ou tête fémorale peuvent conduire à des dysfonctionnements érectiles. Subir des chirurgies dans la colonne lombaire a également été relié à la dysfonction érectile.

- Troubles caverneux

   La maladie de la Peyronie est le traumatisme répété de l'albuginée, formant éventuellement de la plaque qui provoque la courbure du pénis et est associée à la DE. La formation de la plaque est un processus qui prend du temps, et cette maladie est généralement diagnostiquée avec l'âge.

- Causes psychologiques

   La DE est une maladie grave qui dépend fortement de l'état mental des hommes. Les facteurs psychologiques tels que le stress et les troubles mentaux peuvent mener à l'incapacité à obtenir une érection. L'anxiété de performance peut également provoquer la dysfonction érectile, où l'homme est dans l'anxiété au sujet de ses performances sexuelles et d'interaction avec le partenaire sexuel.

- La chirurgie

    Certaines procédures chirurgicales comme la recompression de la colonne lombaire, des procédures de clouage fémoral et d'autres intrusions chirurgicales effectuées à proximité de la zone génitale peuvent conduire à la dysfonction érectile en raison des traumatismes physiques.

- L'âge et des facteurs de style de vie

  La dysfonction érectile est quatre fois plus susceptible de se produire chez les personnes de plus de 60 ans comparativement aux hommes de 40 ans. Avec l'âge, les facteurs de style de vie qu'ils ont suivi toute leur vie commencent à montrer leurs conséquences. Les personnes qui ont maintenu un mode de vie actif, posent un risque plus faible de 30 % pour la DE, l'obésité, le tabagisme et de regarder la télévision en désordre ont été associés à un risque accru pour la DE.

- L'insuffisance rénale

    Les maladies et les insuffisances rénales peuvent modifier les produits chimiques dans votre corps, avoir de l'influence sur la circulation, les hormones, les niveaux d'énergie et les fonctions nerveuses. Ces facteurs sont les principaux déterminants de la puissance, et si vous êtes dans les derniers stades d'une maladie rénale, un diététicien spécialisé en nutrition rénale pourrait vous aider en vous fournissant une alimentation adaptée aux problèmes rénaux. Cela aidera votre corps à percevoir moins de résidus, et vous permettant de vous sentir mieux.

- Insuffisance artérielle.

    Afin de développer et de maintenir une érection rigide, une forte pression intracavernuse devrait être atteinte. Il n'est pas rare pour les troubles qui affectent le flux sanguin artériel périphérique d'être étroitement associés à la dysfonction érectile. L'athérome est l'une des causes les plus fréquentes qui implique la politique ou des artères iliaques internes ou leurs branches distales. Les facteurs de risque sont semblables à ceux qui ont des maladies coronariennes. Occlusion ou rétrécissement de l'artère honteuse interne peut conduire à une réduction de la pression de perfusion pour le corpus, rendant les érections rigides complètes impossibles. Quand cette pression n'est pas présente, le fonctionnement normal des mécanismes veino-occlusives ne peuvent pas fonctionner correctement, et le problème est alors aggravé par une fuite veineuse secondaire. Les maladies de l'aorte peuvent également conduire à la dysfonction érectile.

- Causes endocrinologiques

La sexualité normale et la fonction sexuelle mâle dépendent fortement de la parution de la testostérone à partir de cellules de Leydig des testicules. Comme les testicules sont sous l'influence de l'hormone lutéinisante, les testicules libèrent la testostérone. L'hormone de libération de la lutéinostimuline ou stilbœstrol abaisse le niveau de testostérone, conduisant à la dysfonction érectile et d'une baisse de la libido, ou désir sexuel. Les patients qui souffrent de troubles de l'hypophyse ou testiculaire souffrent de dysfonction érectile, et sont habituellement traités par des androgènes exogènes. La baisse de testostérone dans les hommes d'âge moyen est souvent la cause de la dysfonction érectile, et l'augmentation de la concentration sérique de testostérone aura des avantages thérapeutiques.

- Le diabète

Le diabète est un facteur de risque important et grave pour la DE, car il endommage les petits vaisseaux sanguins dans la principale étiologie. La neuropathie autonome diabétique périphérique est un autre facteur qui contribue au développement de la DE. La DE peut se développer quand les fibres C amyéliniques sont progressivement perdues à cause du diabète. Le diabète entraîne la perte de NO synthase de terminaisons nerveuses AINS, expliquant le principe physiopathologique de la DE.

- L'hypertension

    L'hypertension est souvent associée à la dysfonction érectile, et un tiers des hommes d'âge moyen et plus âgés déclarent avoir l'hypertension. Ceci cause des dommages aux petits vaisseaux sanguins, ce qui nuirait aux mécanismes vasodilatateurs intracorporaux. Un bon nombre des agents utilisés pour contrôler l'hypertension tels que les bêta-bloquants et les diurétiques sont souvent liés au développement de la dysfonction érectile.

- L'hyperlipidémie

    Cette maladie est souvent associée à l'hypertension, et il cause des dommages au système vasculaire périphérique.
    L'hypercholestérolémie et des taux sériques élevés de triglycérides sont également associés à la DE.

- La dépression

    La dépression réactionnelle ou endogène est directement liée à la dysfonction érectile, et près de 90 % des patients diagnostiqués avec une dépression sévère déclarent avoir l'impuissance complète. Certains antidépresseurs peuvent parfois améliorer la DE, mais en raison de leurs composés chimiques, elles peuvent aussi être très dangereuses. Ces médicaments comme le Prozac causent non seulement la dysfonction érectile, mais provoquent même un retard de l'éjaculation.

- La fibrose de muscle lisse intracaverneux

Une pleine érection dépend de l'accomplissement d'une vasodilatation intracorporelle complète. Cela dépend sur le fonctionnement du muscle lisse corporel. L'ischémie et/ou le vieillissement peuvent dégénérer les cellules musculaires lisses, compromettre la capacité de répondre aux signaux d'un vasodilatateur. Quand flasque, la saturation en oxygène du sang dans les espaces lacunaires est faible (40 mmHg), et en érection, l'écoulement de sang provenant des veines sanguines artérielles augmentent la saturation en oxygène du sang à caissons à >90 mmHg.

Les études actuelles montrent que le développement des érections intermittentes peut être un mécanisme important pour le maintien de l'oxygénation complète, ainsi, le maintien de la fonction normale de muscle lisse caverneux. Les conditions d'oxygénation faibles promeuvent la production et la libération d'un facteur de croissance transformant. Cette molécule est ensuite transformée en collagène, ce qui se traduit par l'élaboration de fibrose intracorporelle. Cela explique l'importance de l'intermittence de tumescence pénienne nocturne. Il est également important parce qu'il montre un lien entre la dysfonction érectile à la perte de fonction de muscle lisse caverneux et la fibrose. Ces considérations ont un impact sur le calendrier de traitement et d'autres plans de traitement.

- L'échec de la neurotransmission Intracaverneuse

La vasoconstriction et la vasodilatation sont des mécanismes moléculaires qui sont des déterminants des érections et de la détumescence. Ces mécanismes sont très complexes et beaucoup d'anomalies particulières de la neurotransmission ne se traduisent pas directement en dysfonctionnement érectile clinique. C'est un domaine qui est actuellement à l'étude, et l'absence de descriptions précises, le rend impossible de confirmer quoi que ce soit sans la recherche scientifique factuelle, soutenue par des expériences et des sources de données fiables.

Méthodes de traitement

La dysfonction érectile a beaucoup de causes, et la méthode de traitement varie selon les causes. L'exercice est l'une des manières les plus efficaces de prévenir la dysfonction érectile, et il n'est pas l'objet d'une enquête comme une option de traitement. Il y a des médicaments oraux disponibles, les dispositifs d'érection à vide, les injections et les implants.

- Médicaments par voie orale

    Les phosphodiestérases des nucléotides cycliques sont un groupe d'enzymes qui détruisent les nucléotides cycliques et adénosine monophosphate cyclique de guanosine monophosphate. Les phosphodiestérases sont réparties inégalement à travers le corps et existent en diverses formes moléculaires. La PDE5 est une forme de la phosphodiestérase, et inhiber la PDE5 augmente la quantité de GMPc, conduisant à une augmentation du flux sanguin. Il y a différents inhibiteurs de la PDE5 disponibles sur le marché, le sildénafil (Viagra), Vardénafil (Levitra) et tadalafil (Cialis). Ces médicaments sont pris par voie orale sous forme de comprimés.

- Médicaments topiques

    Une crème topique qui contient l'alprostadil combiné avec le DDAIP a été approuvé au Canada, lancé sous le nom de la marque Vitaros. Cette crème est utilisée comme traitement de première intention pour la dysfonction érectile.

- Médicament injecté

    Une autre façon de traiter la dysfonction érectile est le traitement par injections. L'un de ces médicaments est injecté dans le pénis : la phentolamine, prostaglandine E1 et la papavérine. Ces médicaments simulent le flux sanguin et la circulation du pénis.

- La thérapie par ondes de choc

    La thérapie extracorporelle par ondes de choc est un nouveau traitement, et c'est la première du genre. Elle est non-chirurgicale et n'a pas d'effets secondaires. Ce même traitement est utilisé en urologie, l'orthopédie et la cardiologie. La lithotritie est l'usage d'énergies supérieures pour briser les calculs rénaux, et elle est utilisée pour traiter la dysfonction érectile.

- Pompes de pénis

    Il s'agit d'un dispositif d'aspiration qui permet de passer du sang dans le pénis par pression négative. Cette option de traitement est habituellement utilisée avant les rapports sexuels, car les résultats sont généralement rapides. La FDA a approuvé plusieurs pompes de pénis, et chacun d'entre eux est livré avec un petit anneau. Cet anneau fixé dans votre pénis détient le sang dans l'arbre du pénis, ce qui vous permet de maintenir l'érection même après que vous avez arrêté l'application de la pression négative des pompes de pénis.

- Chirurgie

  À partir de ce que nous savons, il y a beaucoup de causes de la dysfonction érectile, et une des plus importantes sont les hernies inguinales. Ces types de hernie se développent près de l'aine, et peuvent entraver le flux sanguin et la circulation. Les interventions chirurgicales peuvent éliminer et réparer les dommages causés par la hernie, permettant des érections réussites et fermes.

Le processus d'érection

L'organisme gère l'érection à l'aide de deux mécanismes différents. Le mécanisme physique est appelé l'érection réflexe, et une érection est obtenue directement en touchant le pénis. Stimuli émotionnels et érotiques conduisent à une érection psychogène. Les nerfs périphériques et la partie inférieure de la moelle épinière sont utilisés pour l'érection réflexe, et le système limbique du cerveau est utilisé pour l'érection psychogène. Un système nerveux intact est requis pour la réussite de l'érection. Lorsque le système nerveux stimule le pénis, l'oxyde nitrique est sécrété, relaxant les muscles lisses du tissu du pénis. Les niveaux de testostérone suffisants et une hypophyse saine sont nécessaires pour un système d'érection sain. L'impuissance peut se développer en raison de plusieurs causes, tels que l'insuffisance d'hormones, les troubles du système nerveux, le manque d'approvisionnement en sang ou des problèmes psychologiques.

Comment la dysfonction érectile est diagnostiquée

Il n'y a pas de tests directs permettant de diagnostiquer les troubles érectiles, cependant des tests différents sont utilisés pour établir les critères de diagnostic. Les tests sanguins sont habituellement faits pour exclure les maladies qui peuvent causer des troubles érectiles, comme le prolactinome et l'hypogonadisme. La mauvaise santé, la mauvaise alimentation, l'obésité, les maladies cardiovasculaires, les maladies coronariennes et vasculaires périphériques peuvent conduire à des dysfonctions érectiles. C'est pourquoi les examens médicaux sont effectués, car il peut aussi révéler les hernies de l'aine non découvertes, qui sont facilement traitables.

Il est important pour le patient de comprendre que l'histoire de l'usage des médicaments et drogues peuvent être des facteurs importants dans la dysfonction érectile. L'incapacité d'obtenir une érection n'est pas toujours directement liée à la dysfonction érectile. Il peut être une perte de libido, troubles d'éjaculation ou le pire des cas, la dysfonction érectile.

La fonction sexuelle est liée à la réponse appropriée de la partenaire, et des renseignements doivent être faits avec tact à l'égard des relations antérieures et actuelles. Les partenaires doivent disposer d'une approche ouverte à l'égard du problème. Les problèmes relationnels peuvent conduire à la dysfonction érectile.

L'absence d'érections du matin a été proposée pour être considérée comme un moyen de distinguer entre les troubles érectiles produits biologiques et psychologiques. Beaucoup d'hommes avec des érections saines disent ne pas avoir d'érections le matin, mais la plupart des gens qui souffrent de dysfonction érectile font le même rapport. Cela brouille les différences, et il reste encore à être remis en question.

L'histoire des drogues est très importante, car les médicaments peuvent laisser leurs traces chimiques dans l'organisme et causer des problèmes des années après qu'ils ont été ingérés. Les agents utilisés pour traiter le cancer de la prostate sont les plus dangereux, car ils entraînent une perte de libido et la DE. D'autres agents ont moins d'effets secondaires graves, mais ils en méritent attention. Les antihypertenseurs tels que les bêta-bloquants et les diurétiques thiazidiques sont certains d'entre eux. Les antidépresseurs comme l'oxydase de monoamine et composés tricycliques peuvent également causer une dysfonction érectile. Les inhibiteurs du recaptage de la sérotonine provoquent la dysfonction érectile, et parfois même retardent l'éjaculation.

L'examen physique pour la dysfonction érectile consiste à évaluer les organes génitaux externes pour détecter la présence d'une plaque de la Peyronie, ou des lésions péniennes cutanées ou des anomalies testiculaires. Des examens rectaux sont effectués pour exclure l'hyperplasie ou nodosités/induration, qui suggèrent la présence du cancer de la prostate. Une évaluation neurologique qui inclut l'évaluation du tonus du sphincter anal doit être effectuée. Les Palpitations des pouls périphériques peuvent être utilisées pour détecter des signes de maladie vasculaire.

- L'échographie duplex

    L'échographie duplex est une analyse utilisée pour évaluer le flux sanguin, les signes d'athérosclérose, fuites veineuses et de cicatrices ou de calcification de tissu érectile. La prostaglandine est injectée, et elle induit une érection, et elle est alors analysée avec des ultrasons pour mesurer la dilatation vasculaire et mesurer la pression sanguine du pénis.

- Tumescence pénienne nocturne

    Un homme a normalement 5 à 6 érections pendant le sommeil, et l'absence de ces érections peut indiquer un manque d'approvisionnement en sang dans le pénis. Des changements dans la rigidité et la circonférence du pénis sont mesurés avec une jauge de pression ou d'une jauge de contrainte. Toutefois, l'absence d'érections nocturnes n'indique pas toujours la dysfonction érectile.

- La fonction des nerfs du pénis

    Test de réflexe bulbocaverneux est une procédure de test qui aide les médecins à déterminer si les nerfs dans le corps du pénis ont suffisamment de sensation. Le médecin presse la tête du pénis, ce qui provoque l'anus à se contracter. Le temps de latence entre la pression et la contraction est mesuré par le médecin en sentant l'anus avec un doigt ganté.

- L'angiographie par résonance magnétique

    Similaire à l'IRM, les champs magnétiques et les ondes radio sont utilisés pour obtenir des images détaillées des vaisseaux sanguins du pénis. Parfois, des agents de contraste sont injectés pour aider les médecins à mieux distinguer les tissus vasculaires.

- La biothéométrie pénienne

    Les vibrations électromagnétiques sont utilisées pour tester la sensibilité et la fonction nerveuse dans différentes parties du pénis, le gland et l'arbre, respectivement.

- Cavernosométrie à perfusion dynamique

    Cette technique utilise un liquide spécial qui est injecté dans le pénis, avec un taux statique et de la pression. Les données sont ensuite utilisées pour mesurer la pression vasculaire dans le corps caverneux.

Dysfonction érectile à travers l'histoire

Les premières tentatives de traiter la dysfonction érectile étaient dans le monde islamique médiéval. Ces pratiques ont été tentées par les médecins et les pharmaciens musulmans. Ils ont été les premiers à prescrire des médicaments pour traiter les troubles érectiles. Les ordonnances ont été généralement un seul médicament ou une combinaison de médicaments et des régimes alimentaires.

Des applications locales ont également été tentées pour le traitement, comme d'essayer d'injecter la drogue/médicament via l'urètre. Cela s'est produit entre le 9e et 16e siècle, et de nombreux médecins et pharmaciens musulmans ont été connus pour essayer ces procédures.

Au cours du 16 e et 17 e siècle, l'impotence chez l'homme a été considérée comme de la criminalité en France. La dysfonction érectile pourrait servir de base juridique pour un divorce, et le tribunal doit décider en inspectant les organes génitaux masculins. Cette inspection a été réalisée par des experts de la cour, et cette pratique a été interdite en 1677.

Des siècles plus tard, dans les années 1880, les testicules de mouton ont été traités et un extrait a été injecté dans les patients pour corriger le manque de testostérone et l'impuissance. C'était la procédure normale jusqu'à ce que la testostérone purifiée ait été découverte dans les années 40.

Dans les années 1920 et 1930, il y a eu de grands progrès dans la science médicale aux États-Unis, et le Dr John R. Brinkley a tenté de traiter la dysfonction érectile en utilisant des chers implants de glande de chèvre et des injections de mercurochrome. La procédure comportait des intrusions chirurgicales aussi, et Dr.Brinkley perdit rapidement sa licence de médecine. Il s'installa derrière la frontière du Texas, au Mexique, et commença sa propre clinique médicale.

Les années 1970 ont fait les chirurgiens pensés à d'autres façons de traiter ce trouble, étant donné que le médicament jusqu'à ce point a montré peu ou pas d'effet. Ainsi, les périphériques physiques, connus aujourd'hui sous le nom de "pompes de pénis" ont été créés. Ils utilisent une pression négative pour tirer le sang dans le pénis et pour garder l'érection.

Toutes les tentatives de médicaments jusqu'en 1983 avaient échoués, et le physiologue britannique Giles Brindley changea cela. Il a démontré l'effet de la phentolamine à une Association Urologique Américaine. Brindley avait injecté un vasodilatateur non spécifique dans ses propres veines, et cela a provoqué un relâchement des muscles lisses corporels. Cela a créé le chemin pour le développement d'agents oraux et vasodilatateurs qui détendent les muscles lisses.

La découverte de Sildenafil, connu sous le nom de Viagra aujourd'hui, a révolutionné l'histoire du traitement de la dysfonction érectile. Le médicament a été synthétisé en 1989, et il a été breveté en tant qu'un médicament cardiaque, puis plus tard, comme un médicament pour le traitement de la dysfonction érectile.

C'est quoi le Viagra ?

Le Viagra est un médicament utilisé pour lutter contre la dysfonction érectile chez les hommes. Ce médicament peut vous aider à obtenir des érections rigides et qui durent longtemps, assez pour des rapports sexuels avec pénétration. Viagra fonctionne en augmentant le flux sanguin vers le pénis, et les résultats peuvent varier selon les différents individus. Cependant, le Viagra reste l'un des médicaments les plus efficaces d'aujourd'hui, avec un taux de succès de 80 à 85 % chez les mâles qui ont pris des comprimés de 50 ou 100mg.

L'un des meilleurs avantages de Viagra est qu'il ne fonctionne que lorsque vous êtes sexuellement stimulé, et pouvez être consommé jusqu'à 4 heures avant le rapport sexuel ou la stimulation sexuelle. L'érection tend à disparaître après les rapports sexuels, et au cas où il dure plus de 4 heures, vous devriez visiter un hôpital pour éviter des blessures à long terme de priapisme.

Le Viagra ne doit pas être pris avec des médicaments à base de nitrate, car il peut fortement baisser votre tension artérielle à des niveaux critiques. Si vous êtes allergique au sildénafil, alors vous ne devrez pas ingérer de Viagra. Parce que c'est un puissant médicament, Viagra peut avoir des effets secondaires qui ont peu de chances de se produire, mais il est bon de garder cela à l'esprit.

Le priapisme peut être causé par le Viagra, qui est une érection qui ne veut pas disparaître. Cela peut causer des dommages permanents à votre pénis.

Le Viagra peut causer une perte soudaine de la vision dans un œil ou les deux, et c'est un signe clair d'un problème grave à l'œil appelé neuropathie optique ischémique antérieure non-artéritique. Le médicament peut également causer une diminution soudaine diminution ou perte de l'audition, et contacter immédiatement un médecin est recommandé.

L'histoire du Viagra

De nombreux produits sont aujourd'hui associés à l'entreprise qui les font, et cela reste vrai pour le comprimé "Viagra". Peu de gens, aujourd'hui, savent qu'il y a d'autres traitements disponibles sur le marché, à savoir, mais pas uniquement, Cialis et Levitra.

Le Viagra a été découvert en 1990 par une équipe de recherche de l'institut de recherche Pfizer, situé dans la région de Sandwich. Ils étaient à la recherche d'un traitement pour des problèmes cardiaques. Ils ont trouvé le remède-92480 UK qui a bloqué l'enzyme PDE-5. Les premiers essais ont été un succès, mais de nombreux sujets ont déclaré avoir une érection quelques jours après le test. L'examinateur n'a pas considéré cela comme quelque chose qui pourrait être exploitée ; menant à Pfizer de déposer une demande de brevet pour le sildénafil citrate en 1991.

Peu après, le médicament a prouvé inefficace contre les problèmes cardiaques et l'effet secondaire sexuel était devenu le centre d'intérêt. Une étude qui a testé 300 hommes à partir de la Suède, l'Angleterre et la France, ont déclaré 90 % des sujets ayant une érection ; sans effets secondaires. Pfizer compris le potentiel en 1998, et il a obtenu l'autorisation de l'autorité de santé américaine pour produire et distribuer le Viagra. Il est devenu un tel succès que Time Magazine eut un article de couverture pour le Viagra.

La concurrence du marché

Plus tard en 2003, des concurrents sont arrivés sur le terrain dominé par le Viagra. Bayer Pharmaceutifals et Eli Lilly ont lancé leurs propres médicaments pour la dysfonction érectile, Levita et Cialis respectivement. 2012 a vu la sortie d'un autre médicament, Avanafil par Mitsubishi Pharma qui prétend que son effet est plus rapide que le Viagra.

En 2007, les statistiques ont montré que Pfizer domine 47 pour-cent du marché mondial pour la dysfonction érectile, et en 2013, il a noté une diminution de 9 pour-cent.

Cela montre que d'énormes sommes d'argent sont générées par des sociétés comme Pfizer, dont les valeurs peuvent être comparées au revenu national de beaucoup de pays du tiers-monde. Mais c'est toujours le choix du patient s'il va payer ou ne pas payer le prix pour guérir sa DE temporairement.

D'autres moyens d'obtenir le Viagra

Beaucoup d'hommes essaient d'éviter les prix élevés et l'embarras de l'obtenir dans une pharmacie locale, et de les acheter en ligne ou sur le marché noir. Il y a eu beaucoup de cas de gens qui sont dupes, et qui ont payé pour le sucre de maïs pressé, qui est le meilleur des cas.

Les produits disponibles dans le marché gris ou noir peuvent avoir des mauvais rapports chimiques, des mélanges et des produits de coupes. Ces dosages incorrects, combinés avec les mauvaises substances, sont ce qui est offert dans la rue la plupart du temps. Parce que vous ne pouvez pas vraiment savoir ce qui est à l'intérieur d'un comprimé que vous avez acheté dans la rue, tenez compte de l'énorme risque de ce qu'il peut contenir.

En supposant que le marchand vous a vendu la substance réelle, il y a encore une quantité substantielle de risque associée à ces achats. Même avec peu de chances, ce n'est pas la peine de risquer votre vie en achetant des substances chimiques dans les rues. Vous ne savez pas ce que la réaction qu'il aura avec les produits chimiques de votre corps, et si d'autres produits chimiques sont ajoutés, vous ne savez même pas comment ils vont interagir les uns avec les autres. Presque n'importe quel composé chimique utilisé pour le médicament a des effets secondaires et avertissements sur l'étiquette, et vous ne savez rien de tout cela quand vous achetez la pilule.

Vous pouvez ne jamais supposer que les produits chimiques ne doivent pas donner une réaction négative avec votre corps, parce que seul un médecin hautement qualifié peut s'examiner lui-même, et qui sera une simple suggestion. Il y a de nombreux cas d'hommes qui ont subi de graves conséquences en raison de l'achat du Viagra sur le marché noir. Ces cas ont attiré l'attention des médias, car les gens sont parfois morts pendant ou après les rapports sexuels, et certains ont eu de graves troubles de santé.

Quel est le degré d'efficacité du Viagra

Le Viagra n'est pas garanti de marcher et la plupart des mâles qui l'utilisent n'ont pas obtenu de bons résultats. Les statistiques montrent que 20 à 30 % des hommes qui prennent du Viagra vont effectivement fixer temporairement leur dysfonction érectile. Certains utilisateurs ont également souffert des problèmes de dysfonction érectile permanente, ce qui est une très grave urgence médicale et peut être guérie par la chirurgie exclusivement.

Ces faits montrent qu'en dépit d'être un médicament approuvé par la FDA, le Viagra peut être très dangereux et ont des effets secondaires nocifs. Les utilisateurs doivent se renseigner sur la façon dont le Viagra fonctionne, ce que son effet est et les effets secondaires qu'il peut avoir sur le corps.

Tadalafil (Cialis)

Le tadalafil est un inhibiteur PDE5 avec une demi-vie moyenne de 17,5 heures. Une dose de 20mg a été rapportée à un taux 73-80 % de réussite des tentatives de rapports sexuels, entre 30 min et 36h après l'ingestion de la médecine. Le Tadalafil est administré sans restriction à la nourriture ou d'alcool, mais la consommation d'alcool n'est pas recommandée. La thérapie a montré de bons résultats, avec un infime pourcentage de patients présentant des effets secondaires tels que le mal de tête et la dyspepsie.

Système d'administration de médicaments par voie transdermique

La muqueuse d'épithélium de l'urètre distal est une excellente voie d'absorption et le transfert de substances vasoactives au corps caverneux. La muqueuse de l'urètre est faite de cellules cylindriques complexes, avec des vaisseaux sous-muqueuses reliant le corps spongieux et le corps caverneux. Cette route d'administration de médicaments s'est avérée efficace pour induire des modifications hémodynamiques dans les corpus.

Cette MUSE (système urétral médicament pour l'érection) système de livraison se compose d'un applicateur en polypropylène avec une tige creuse 3,5 cm de long avec un diamètre de 3,2 mm. La pointe a un solide pellet de PGE, en doses de 1 000 mg. Cette méthode de médicament est recommandée après la miction, lorsque l'urètre est moite, éliminant ainsi la nécessité d'un lubrifiant. Uriner avant injection aide également les semi-solides pellets PGE de se dissoudre et de se distribuer de leur propre le long de l'urètre. Le pénis est tenu à la verticale pendant l'application, et l'applicateur est délicatement inséré dans l'urètre. Le bouton de l'applicateur est alors pressé, libérant le médicament semi-solide. En inclinant l'applicateur, le médecin s'assure que le médicament est séparé de l'applicateur, qui est ensuite retiré. Le médicament est ensuite distribué dans l'urètre en faisant rouler le pénis entre les paumes des mains. La relaxation du muscle lisse et une action vasodilatatrice peut être simulée en se tenant debout ou en marchant pendant environ 10 minutes. L'érection commence à apparaître après 5 à 10 minutes et dure généralement 30 à 60 minutes.

Injection intracoporelle directe

L'injection de substances vasoactives directement dans les corpus est un moyen efficace d'obtenir une érection. Cette méthode est la première option réellement efficace, thérapeutique non-chirurgicale. La papavérine et phentolamine ont été utilisés au début, mais les effets secondaires n'étaient pas rares.

FDA a approuvé les PGE pour l'injection intracaverneuse, et cette substance a acquis une grande popularité et qu'il a presque complètement remplacé la papavérine. PGE a une efficacité semblable à la papavérine, mais les réponses prolongées sont plus rares. Cependant, PGE a un gros inconvénient étant donné que de nombreux patients se plaignent de douleurs au pénis, mais elle reste plus efficace que le système d'administration intracaverneux.

Correction de fuite veineuse

Les fuites veineuses peuvent être la cause des dysfonctionnements érectiles. Une simple excision de la veine dorsale profonde a été pensée pour être assez pour guérir la DE, mais les points de fuite sont généralement multiples. Cela conduit à un effet temporaire de la chirurgie, et est effectué sur les patients qui sont pleinement informés et conscients de ce qu'ils font.

La revascularisation artérielle

Les jeunes patients avec obstruction localisée des artères internes ont la possibilité de faire la revascularisation du corpus. Un vaisseau donateur est requis, l'artère épigastrique inférieure, qui est alors mobilisée et anastomosée à l'artère dorsale ou combinée à l'artère dorsale et veine dorsale profonde. L'anastomose de l'artère caverneuse est une solution irréaliste, et parce que l'écoulement dans le corpus est lent lorsque le pénis est dans un état flasque, la revascularisation peut échouer à long terme. Les complications sont alors induites, et l'inversion de la procédure pourrait être nécessaire.

La prothèse pénienne

Afin de restaurer la rigidité nécessaire du pénis pour exécuter les rapports sexuels, des prothèses en silicone sont insérées dans le corps caverneux. Les prothèses ont des différentes formes : des dispositifs semi-rigides monoblocs autonomes, dispositifs gonflables à deux composants, et des dispositifs gonflables à trois composants qui fournissent les résultats les plus réalistes.

Les implants péniens sont réalisés sous anesthésie et revêtement antibiotique. La vessie est vidée à l'aide d'un cathéter pour réduire le risque de blessure. Le corpus est incisé et dilaté à 14F de diamètre, et une prothèse de la longueur correcte est implantée. Le corpus est alors fermé. La prothèse à trois composants est faite de plusieurs composants. La pompe est localisée dans le scrotum et le réservoir est implanté près de la vessie. Le patient doit être bien informé sur les risques d'infection et d'une défaillance mécanique de l'appareil.

Corriger chirurgicalement la difformité érectile

Le corps caverneux peut se déformer et provoquer une courbe lorsque dans un état d'érection ou plus souvent causé par des cicatrices dues à la maladie de la Peyronie. Les deux cas peuvent être corrigés par une excision d'une portion de tissu elliptique de la face opposée de la courbure. Cela mène à un bon résultat, mais elle mène à un raccourcissement du pénis. Cette technique conduit également à la perte de la longueur de l'érection. Afin d'éviter de perdre la longueur pénienne/érectile, des techniques telles que l'incision de la plaque et l'excision, et le greffage de la défectuosité avec un segment de veine. Ces procédures peuvent être risquées et peuvent endommager le faisceau neurovasculaire dorsale.

L'élargissement de pénis

Certains patients qui souffrent de dysfonction érectile blâment leur problème sur la taille de leur pénis. En fait, un pénis de toute taille est en mesure de fonctionner efficacement et d'obtenir une rigidité suffisante pour les rapports sexuels avec pénétration. Ces procédures allongent le pénis en divisant le ligament suspenseur et faisant une plastie V-Y avancée de la peau intrapubique. La liposuccion de la graisse de la paroi abdominale et les injections sous-cutanées sont recommandées après la procédure, et les résultats à long terme ont été, pour la plupart, décevants.

Vardenafil HCl (Levitra)

Le Vardénafil est un inhibiteur de la PDE5, avec une demi-vie de 4,7 heures. Une dose de 20mg a montré un taux de réussite de 85 % d'hommes qui ont remarqué des améliorations dans les érections. Ce médicament semble être efficace même dans des patients qui souffrent de diabète sucré ou de la dysfonction érectile post-prostatectomie. Il y a certains effets secondaires aux médicaments, y compris des maux de tête et rougeurs au visage. Le Vardénafil ne doit pas être pris en même temps que toute forme de thérapie de nitrate et des alpha-bloquants tels que la térazosine.

L'approche naturelle pour la dysfonction érectile

Les remèdes naturels existent depuis longtemps pour beaucoup de problèmes, et la dysfonction érectile n'est pas une exception. Les hommes qui perdent leur virilité chercheront toujours à la ramener, et ils ont consommé des substances et effectué les rituels avec des chamans pour la ramener.

Ces substances naturelles présentent les options disponibles et leurs applications, vous donnant une bonne idée de ce qui peut être réalisé avec des substances naturelles. Ne pas devenir la proie des escroqueries de remède miracle, car ils ne marchent jamais. La promesse de "force" acquise à la consommation de poudre de pénis de tigre ne vient jamais, et la corne de rhinocéros n'est pas une exception non plus. Il est bon de garder les pieds sur terre et de rechercher des recours utiles.

L'Arginine

L'arginine est la substance la plus utilisée pour la dysfonction érectile, et est habituellement appelée L-arginine. Le corps humain est naturellement capable de produire cette substance, et lorsque des quantités insuffisantes d'arginine sont produites, des problèmes de dysfonction érectile commencent à apparaître. La prise des suppléments d'arginine permet de corriger cette pénurie d'arginine et de résoudre le problème.

Il existe de nombreux aliments qui sont riches en arginine, et certains d'entre eux, nous consommons tous les jours sans que nous le sachions. Inclure et consommer ces aliments plus souvent peut mener à la prévention de la pénurie d'arginine dans le corps. Les aliments sont les suivants :

- Le sarrasin
- Petits pois
- L'arachide
- Filet de poitrine de poulet
- Oeuf de poulet
- Le lait de vache
- Saumon
- Les graines de citrouille
- Farine de maïs complète
- Pignon de pin
- Le riz
- Porc
- Noix
- Farine de blé complète

Comment fonctionne l'Arginine

L'érection se produit lorsque les vaisseaux sanguins dans le pénis s'élargissent afin de permettre la libre circulation du sang, remplissant le corps caverneux pénien. Afin de dilater les vaisseaux, l'oxyde nitrique est utilisé par l'organisme. L'oxyde nitrique améliore aussi la perfusion, approvisionnant les cellules d'une manière plus efficace de nutriments, donnant des effets positifs sur l'activité et l'amélioration de la qualité du sperme.

L'oxyde nitrique est produit naturellement à partir de l'arginine relâchée par le corps. Les niveaux d'Arginine dépendent de nombreux facteurs, tels que l'épuisement physique et le stress mental. Cela conduit à de faibles niveaux d'arginine et la consommation de ces aliments devrait apporter le niveau de l'arginine aux niveaux requis. L'absence de l'arginine dans le corps peut également apporter d'autres symptômes comme l'athérosclérose, l'hypertension ou la dysfonction érectile.

Des études récentes ont montré que l'arginine n'a aucun effet secondaire, et parce que c'est une substance naturellement produite par notre corps, elle a reçu une attention accrue. Des experts dans le domaine disent que la consommation de l'arginine avec un activateur apportera de meilleurs résultats, et la substance sera absorbée plus rapidement. Le thé vert est un excellent activateur avec un supplément d'avantages pour la santé.

Dosage de l'Arginine

Il est important d'acheter des produits des entreprises de haute qualité, et ce n'est pas une exception. Essayez d'acheter le meilleur qui est offert, et assurez-vous d'inspecter attentivement l'étiquette pour connaître les ingrédients et leur concentration. Pour les hommes normaux, un dosage de 3000-5000mg par jour est recommandé, et pour les hommes qui souffrent de dysfonction érectile, les doses jusqu'à 10 000 mg peuvent parfois être prescrites. L'Arginine présente habituellement ses effets après quelques jours, et il est préférable d'obtenir une consultation professionnelle avant l'ingestion.

La yohimbine

L'arbre de Yohimbe a un extrait alcaloïde appelé yohimbine, et cette substance a longtemps été exploitée par des différentes personnes. Les colons européens ont appris à utiliser l'extrait de tribus autochtones de l'Afrique centrale et occidentale. Dans leur culture, l'extrait est très répandu et a été utilisé pour des centaines d'années. En 1890, un brevet a été déposé pour la préparation de la yohimbine. La yohimbine a été utilisée pour traiter la dysfonction érectile depuis.

Comment fonctionne la yohimbine

La yohimbine est composée d'un antagoniste récepteur alpha-2 qui affecte le cerveau et les vaisseaux dans le pénis. Elle affecte la partie du cerveau qui inhibe l'érection, le système nerveux sympathique. Dans l'intervalle, il passe dans la barrière sanguine cérébrale et augmente le rythme cardiaque et la pression artérielle. Cela suscite les centres génitaux, et entraîne une augmentation de sang pompée aux organes génitaux.

Cependant, la yohimbine peut seulement traiter la dysfonction érectile causée par des causes psychologiques, comme le stress. La yohimbine est habituellement prise 2-3 heures avant l'activité sexuelle, ou comme un supplément. Il est important de respecter le dosage recommandé indiqué sur l'étiquette.

Avant l'ingestion de la yohimbine, consultez un expert pour comprendre s'il y a des effets secondaires indésirables ou les contradictions de l'ingestion.

La Maca

Originaire du Pérou, la Maca est un groupe de plantes de la famille des plantes de cresson. Elle pousse sur les hauts plateaux de 4 000 mètres au-dessus du niveau de la mer, donc elle est adaptée à une mauvaise nutrition du sol et le mauvais temps. La plante a une racine épaissie qui stocke et enrichit les nutriments. Elle contient différents acides aminés essentiels et les graisses, à part de l'habituel de substances telles que le sucre et l'amidon. Elle est très riche en vitamines, oligo-éléments, composés végétaux secondaires et des minéraux nutritifs. La Maca est considérée comme un aliment important dans les lieux où elle pousse.

Les effets positifs de la Maca sur la performance physique et psychologique ont longtemps été étudiés par les scientifiques. Les prestations ne sont pas liées à des changements de niveau hormonal dans le corps, mais il aide à traiter les troubles érectiles. Les sociétés pharmaceutiques européennes et américaines vendaient des suppléments qui contiennent de la poudre de maca pendant un longtemps, mais sans avoir des confirmations scientifiques concrètes.

Des études sur la Maca

Il y a des preuves des effets positifs de la Maca, mais ils sont dans la nature des rapports d'expérience et non des données scientifiques réelles mesurables. Les proposants ont signalé une augmentation de la performance sexuelle et de désir sexuel, système immunitaire plus fort et une augmentation de la quantité d'énergie. La racine de la Maca est également utilisée pour lutter contre la fatigue chronique et la dépression.

Gustavo Gonzales, un scientifique péruvien a effectué des tests sur la Maca sur douze hommes, âgés de 20 à 40. Les tests ont duré trois mois, avec leur fécondité mesurée avant et après. Après les deux premières semaines, une double quantité de sperme a été remarquée, une augmentation de l'hormone mâle et les proposants ont juré qu'ils avaient une augmentation de la libido.

Plus tard, il y a eu une étude publiée de chercheurs chinois qui ont remarqué une augmentation de plus de 400 % du nombre d'orgasmes chez la souris. Avant l'ingestion de la maca, les souris avaient seulement 16 orgasmes.

Fernando Cabiese, neurologue, soutient les effets de la maca, et dit que la maca améliore non seulement votre puissance, mais augmente également votre désir sexuel dans le long terme.

L'utilisation de maca et effets

Des différentes études ont montré que la consommation à long terme de la maca peut conduire à des effets agréables. Cette consommation entraîne une énorme augmentation de la production d'hormones, la testostérone inclut. La production de cette hormone peut augmenter votre niveau d'énergie, vous aider à gérer les causes externes de la DE, tels que le stress, la dépression et l'anxiété.

L'effet de la maca et Viagra, en dépit d'avoir les mêmes résultats, diffèrent considérablement. Le Viagra a un effet direct sur le pénis, ce qui conduit à une stimulation sexuelle immédiate après l'ingestion. La maca a une approche plus naturelle, augmentant votre libido et améliorant la perfusion. Alors que le Viagra est un remède rapide pour le problème, la maca peut vous aider à résoudre le problème pendant de longues périodes de temps, ou même le faire disparaître à jamais.

La racine de Maca a été longtemps utilisée pour augmenter la libido, pour améliorer la constance, avoir des érections, améliorer la qualité et la quantité de sperme, et aussi, l'augmentation de la fécondité des femmes pour prévenir les fausses-couches.

L'obtention de la maca

La Maca est maintenant vendue et annoncée comme le Viagra naturel. C'est une mauvaise classification, et elle doit être considérée comme un des aliments naturels et biologiques pur qui fait partie des régimes alimentaires péruviens pendant des siècles.

Vous pouvez acheter la maca sur le marché sous différentes formes. La Maca est offerte en poudre, pressée et capsules. La quantité de maca ingérée à partir de ces suppléments est relativement faible par rapport à la consommation dans les lieux d'origine, et cela, en fait une solution sécuritaire avec une faible possibilité d'effets secondaires. Cependant, il est recommandé de lire l'étiquette du médicament et consultez votre médecin pour des effets secondaires éventuels et interactions avec d'autres produits chimiques, ou votre propre corps.

Ginseng

Le ginseng est la plante asiatique la plus célèbre, considérée comme la plante médicale orientale. Il a été utilisé en médecine pour aussi longtemps que la médecine a existé, et on le trouve dans les régions montagneuses et les régions couvertes de forêts du nord-est de la Chine, la Corée du Nord et du sud-est de la Sibérie. Au cours de l'histoire, cette plante a été réservée pour les riches qui peuvent se le permettre.

De nos jours, il y a une demande énorme pour le ginseng, et la culture humaine a été entièrement opérationnelle pendant plus de 8 siècles. Les racines de ginseng prennent cinq à six ans pour atteindre leur plein potentiel et fournir les ingrédients actifs, et cela rend la culture très coûteuse et complexe.

Types de ginseng

Le ginseng blanc est séparé du ginseng rouge lorsqu'il est vendu, en raison des différences de la technique de préparation. Le ginseng rouge est d'abord traité à la vapeur avant d'être traité, alors que le ginseng blanc est traité immédiatement après la récolte. La peau est pelée, blanchie et séchée, puis le ginseng blanc est prêt à aller sur le marché.

Effets de ginseng

Les ginsenosides sont cruciales pour les effets médicaux, et le contenu est très varié selon la qualité du sol, le traitement, l'âge et la région d'origine.

L'effet principal du ginseng est le fort effet adaptogénique. Il a de nombreuses applications en médecine, et est également utilisé pour traiter la dysfonction érectile. Les deux tiers de tous les hommes qui consomment du ginseng montrent des améliorations dans la puissance. Le ginseng a un mode de fonctionnement proche de la maca, l'amélioration de la production de testostérone et l'augmentation de la quantité d'oxyde nitrique libérée dans l'organisme. La perfusion des organes génitaux est également améliorée.

Le ginseng a un effet subtil sur la dysfonction érectile induite par le stress, étant donné que vous consommez le bon dosage. 10mg de ginsénosides sont le dosage recommandé, trouvés dans 1-2 gramme de racines de ginseng de haute qualité.

Le gingko

Le ginkgo est un arbre originaire de Chine qui est cultivé dans le monde entier aujourd'hui. Leur habitat d'origine était dans des vallées de montagne et parfois dans les forêts mixtes. Le gingko est considéré comme un fossile vivant, car il est le seul survivant de son groupe botanique. C'est un arbre feuillu qui peut vieillir plus de mille ans, et grandir de plus de 40 mètres de haut. Les graines de gingko libèrent une puissante odeur d'acide butyrique, et de ce fait les arbres à travers l'Europe sont répartis comme les mâles.

Les utilisations et les effets de Gingko

La seule partie de l'arbre utilisée pharmaceutiquement sont les feuilles, et ils ont été une partie de la médecine depuis des milliers d'années. Un extrait spécial a été extrait à partir des feuilles, qui a ensuite été utilisé comme médicament. Des agents actifs non-desirés sont séparés pendant le traitement.

Les préparations de gingko ont un effet neuroprotecteur sur le cerveau, l'amélioration des performances cognitives, l'amélioration de la capacité d'apprentissage et l'amélioration de la circulation du flux sanguin. Le gingko est également utilisé pour le traitement et la prévention de la démence, des problèmes de mémoire et de concentration et ainsi que des usages courants tels que le traitement des maux de tête, des vertiges et des acouphènes.

Le gingko améliore la circulation de sang, donnant un effet relaxant sur les muscles et le corps caverneux dans le pénis. Cela résulte en une plus forte et plus durable érection. Les livres médicinaux recommandent une posologie de 40 à 100 mg d'extrait de ginkgo, et en vertu de la recommandation spéciale d'un expert, une quantité de 240 mg peut être prescrite.

Le gingko est accompagné d'effets secondaires ; toutefois, ils sont très rares, et le nombre d'occurrences est très faible. Parfois, des maux de tête et d'estomac ont été rapportés comme effets secondaires. Le gingko n'interagit pas bien avec les anticoagulants, et il est recommandé de prendre les deux médicaments en même temps.

La DHEA

Déhydroépiandrostérone est une hormone stéroïde qui est naturellement produite par notre corps. Cette hormone est ensuite convertie en hormone œstrogène féminine ou l'hormone mâle testostérone. Notre corps produit de grandes quantités de DHEA à des âges plus jeunes, et quand nous avançons progressivement en âge, il réduit la quantité produite.

La dysfonction érectile est souvent liée à de faibles taux de DHEA, c'est donc logique que l'ingestion de suppléments de DHEA va vous protéger contre la dysfonction érectile. L'un des autres effets de la DHEA est de ralentir le processus de vieillissement de la peau.

Les athlètes ont été connus pour utiliser des suppléments de DHEA afin d'augmenter le niveau d'énergie, la force et la masse musculaire globale. Cela a rendu les suppléments de DHEA une substance interdite de la NCAA, NBA et de l'AMA.

La posologie de DHEA

Quand la DHEA est utilisée pour traiter la dysfonction érectile, une dose de 50 à 200 mg est recommandée tous les jours, mais en fonction de la gravité de la situation, un médecin peut prescrire des doses plus élevées.

La DHEA est également disponible en crème anale, où la crème est rapidement absorbée et transportée par la circulation sanguine, étant disponible à toutes les cellules du corps. Les comprimés par voie orale de la DHEA sont moins efficaces, car la plus grande partie de la substance est éliminée par les reins et le foie.

La sécurité de la DHEA

L'ingestion de la DHEA en de faibles doses et selon l'ordonnance du médecin est sans danger. Des études ont montré que la DHEA augmente les niveaux de cholestérol, et ce, pourrait être un problème pour les hommes avec des problèmes cardiovasculaires. La DHEA augmente également le niveau de testostérone, promouvant la croissance des cheveux faciaux et du corps, et le développement de l'acné. Certains chercheurs ont suggéré que l'utilisation de la DHEA pour le traitement à long terme peut conduire à des risques de diabète, des accidents vasculaires cérébraux et le cancer de la prostate.

La plupart des suppléments de la DHEA ne sont pas réglementés par la FDA, et des problèmes de contrôle ont été rencontrés auparavant. Les produits annoncés comme des suppléments de DHEA ont été testés, et aucune trace de la DHEA ont été trouvés, et d'autres ont eu des quantités excessives de la DHEA. Ces suppléments viennent souvent avec les stimulants comme l'éphédra qui peuvent être très dangereux.

Pour les personnes qui ont des problèmes de foie, il est recommandé d'éviter la DHEA. Si vous avez le diabète, dépression, troubles de l'humeur ou des problèmes de cholestérol alors vous devriez utiliser la DHEA avec soin. Naturellement, l'insuline diminue la DHEA, et ainsi, il pourrait diminuer l'effet de la DHEA sur le corps.

L'Acupuncture

L'acupuncture est une ancienne technique de guérison, et elle a été utilisée dans l'Extrême-orient pour des millénaires. La culture occidentale a récemment apprécié la puissance de l'acupuncture, et c'est maintenant qu'elle est étudiée comme traitement pour de nombreux troubles de santé. La dysfonction érectile et l'impuissance ont été montrées pour améliorer avec des séances d'acupuncture.

L'acupuncture est le placement d'aiguilles très fines dans les différentes parties du corps. Ces aiguilles relâchent le stress et la douleur. L'acupuncture travaille en stimulant les nerfs et les sens du corps, et en plaçant soigneusement les aiguilles dans des domaines liés à la dysfonction érectile peut améliorer la dysfonction érectile.

Ce traitement ne guérit pas complètement la DE, et il est plus efficace dans le cas où la dysfonction érectile du patient est une cause d'ordre psychologique, et non de facteurs physiques.

Conseils psychosexuel

La dysfonction érectile d'origine organique est le type le plus commun de la DE, cependant, tous les patients diagnostiqués avec la DE ont des traces d'un problème psychologique. Les conseils psychosexuels, peuvent être très utiles pour les patients qui ont des difficultés relationnelles à cause de la DE. L'information et de l'histoire des deux partenaires sont nécessaires pour une session de consultation psychosexuelle.

Les conseils psychosexuels sont très efficaces lorsque le problème est causé par une mauvaise technique ou d'attentes irréalistes de l'un ou des deux partenaires. De graves problèmes de relations peuvent mener à la DE, et le conseil peut résoudre ces problèmes.

L'escroquerie du remède miracle

Il est courant d'éviter quoi que ce soit sans confirmation scientifique factuelle. De nos jours, beaucoup de "remèdes miracles" sont apparus sur le marché, pour confondre les hommes désespérés et les faisant acheter des médicaments et suppléments qui fonctionnent rarement. Dans les cas où ils travaillent, ils ont généralement des effets secondaires ou même laissent une longue durée ou même des dommages permanents.

Comme mentionné auparavant, des achats sur le marché noir sont très dangereux, car vous ne savez jamais ce que vous achetez. Il est recommandé de ne jamais acheter des médicaments provenant de sources non-fiables, car c'est très risqué.

Faites toujours attention à l'étiquette et lisez la posologie recommandée. Lisez tous les avertissements avec soin pour éviter tout effet négatif des interactions avec d'autres médicaments ou substances que vous pourriez consommer. Ignorer ceci peut entraîner des problèmes de santé, d'un petit mal de tête à des situations d'urgences graves. Consultez toujours votre médecin avant l'ingestion de substances.

Épidémiologie: La dysfonction érectile

La dysfonction érectile a été un sujet de débat entre les communautés médicales pendant une longue période. Des millions d'hommes, aujourd'hui, sont touchés par la dysfonction érectile ; toutefois, les données ne sont pas exactement les plus détaillées. Un homme sur dix souffrira de la dysfonction érectile, et la sévérité de la maladie dépend beaucoup sur l'âge. Ce n'est pas commun pour les jeunes hommes d'avoir une dysfonction érectile, car il devient plus fréquent en moyen-âge, et est plus susceptible de se produire après l'âge de 60 ans et plus. En raison de ces facteurs, la dysfonction érectile est parfois décrite comme un trouble naturel qui se produit avec l'âge. La population mondiale vieillit lentement au fil des ans, et le nombre d'hommes qui souffre de la dysfonction érectile va certainement augmenter.

L'épidémiologiste a un problème lorsqu'il s'agit de recueillir des données sur l'ampleur et l'impact de la dysfonction érectile. Les hommes ne sont pas disposés à discuter de ce problème franchement, et l'exactitude des données pour cette maladie est affaiblie par la réticence de beaucoup d'hommes à répondre aux questions qu'ils pourraient considérer très privées. Afin d'améliorer la quantité et la qualité des données, les questionnaires auto-administrés peuvent être compilés. Cela évite le tabou social de discuter de ces problèmes, et l'obtention des données de qualité devient possible.

Les meilleures données disponibles au sujet de la DE vient de l'Étude sur le Vieillissement Masculin de Massachusetts. Cette étude peut être expliquée comme suit. 1290 hommes âgés de 40 à 70 ans ont été inclus dans l'étude. La dysfonction érectile est très fréquente dans ce groupe, avec 52 % rapportant un certain degré, 17,1 %, un faible degré, 25,2 %, un degré modéré et 9,6 % de degré lourd. 5 % des hommes à l'âge de 40 ans ont signalé une dysfonction érectile complète, augmentant à 15 % à 70 ans. La perte de la capacité à obtenir une érection peut être très désagréable pour les hommes, et est associée à un degré accru d'inquiétude, la perte de confiance, et d'avoir des sentiments négatifs qui peuvent conduire à la dépression.

L'influence mentale sur la virilité

Tout comme la plupart des problèmes de santé, ils commencent tous dans la tête. Il n'est pas surprenant que beaucoup de cas de dysfonction érectile, le manque de désir sexuel et l'endurance sont diagnostiqués comme des problèmes psychologiques.

La dysfonction érectile est un trouble croissant, et il est en augmentation dans les statistiques. Ce trouble peut entraîner la perte de l'estime de soi et réduire la qualité de vie. C'est une condition qui affecte non seulement la personne, mais aussi leurs partenaires. Cette maladie est très liée à l'âge et comme la société va commencer à "vieillir", et ainsi, cette maladie.

Les progrès technologiques nous ont permis d'avoir une meilleure compréhension des mécanismes de l'érection et la physiopathologie de la DE. Ces données ont maintenant été traduites en un certain nombre de possibilités de traitement sûr et efficace qui peut offrir des solutions pratiques pour le grand nombre d'hommes touchés par les troubles érectiles. Les traitements doivent être axés sur les objectifs et l'attention devrait être accordée aux préférences du patient.

De nombreux patients et médecins sont encore trop gênés de discuter des problèmes sexuels, et ils ont par la suite évité d'aborder ces questions. Les médecins devraient sentir la responsabilité d'informer leurs patients sur les risques de ce désordre généralisé, et les aider à le prévenir ou traiter.

Il n'est pas surprenant pour la fatigue mentale, telle que le stress, l'anxiété, déficit de sommeil, mode de vie irrégulier et la surextension d'entraîner des problèmes virilité dans le corps.

Quoi qu'il arrive, il est important de garder à l'esprit que vous êtes toujours un homme même si vous avez la dysfonction érectile. Il y a plus en vous qu'un organe génital, et si cela se produit parfois, il n'est pas nécessairement une urgence. Parfois, la combinaison de ces facteurs psychologiques peuvent mener à une DE temporaire.